VARIÉTÉS ANATOMIQUES DE LA PODENCÉPHALIE,

PAR LE PROFESSEUR E.-T. HAMY.

Extrait du *Bulletin du Muséum d'histoire naturelle*. — 1900, n° 1, p. 25.

Dès le début de ses recherches sur les monstruosités crâniennes[1], Étienne Geoffroy-Saint Hilaire avait classé à part, sous le nom de *podencéphales*, certains sujets atteints d'exencéphalie, et chez lesquels une partie du cerveau avait fait hernie à travers la voûte crânienne, mais demeurait toutefois reliée au reste de la masse, demeurée en place, par l'intermédiaire d'un pédicule plus ou moins long et plus ou moins épais.

PODENCÉPHALE, écrivait-il dans son mémoire de 1820, *tête avec cerveau sur tige*[2].

«Cerveau de volume ordinaire, mais hors crâne, porté sur un pédicule qui s'élève et traverse le sommet de la boîte cérébrale ; les organes des sens et leurs enveloppes osseuses dans l'état normal ; la boîte cérébrale composée de pièces affaissées les unes sur les autres, épaisses, compactes et éburnées[3].»

Une note fort ancienne de Christopher Krahe et deux descriptions récentes de Gall et de Serres avaient fourni les éléments de cette formule descriptive. Le premier document était beaucoup trop vague et la figure qui l'accompagnait, trop imparfaite, pour pouvoir être d'aucune utilité dans l'espèce[4]. Mais les deux autres constituaient vraiment les types de deux variétés tératologiques bien distinctes.

La pièce de Gall, figurée dans le grand ouvrage sur le *Système nerveux*[5] et cataloguée depuis lors par le célèbre physiologiste sous le nom fort inexact d'*acéphale complet*, fait aujourd'hui partie de nos collections (n° 5731).

---

[1] GEOFFROY-SAINT HILAIRE, *Mémoire sur plusieurs déformations du crâne d'l'homme, suivi d'un essai de classification des monstres acéphales* (*Mém. du Mus. d'hist. nat.*, t. VII, p. 85-162, pl. III et IV, 1821, in-4°). — Cf. *Philosophie anatomique*, t. II, p. 3 à 101, pl. XII.

[2] Ποῦς, ποδός, pied, ἐγκέφαλος.

[3] GEOFFROY-SAINT HILAIRE, *op. cit.*, p. 155-156.

[4] Chr. KRAHE, *The description of a monstruous Child, born Friday the 29th of February 1684, at a village called Heisagger.... in South Jutland* (*Philosoph. Transact.* June 1684).

[5] GALL, *Anatomie et physiologie du système nerveux en général et du cerveau en particulier*. Paris, 1818, in-fol., t. III, p. 29, et pl. XVIII, fig. 3. — Elle portait le n° 13 de la planche XIV, dans l'édition de 1810.

Tout ce qu'en a dit Étienne Geoffroy [1] est fort exact, mais insuffisant à certains égards : le texte de l'illustre maître ne renferme notamment presque aucune indication numérique. Il n'est cependant pas inutile, par exemple, de savoir que l'orifice où passe le pédicule, rattachant la portion du cerveau restée en place à celle qui s'est épanouie au dehors, atteint 34 millimètres d'un pariétal à l'autre et 23 millimètres de l'occipital au frontal.

Je n'ai pas l'intention de reprendre par le menu toute cette description ; il me suffira, dans l'intérêt des comparaisons que j'aurai à instituer un peu plus loin, de reproduire les détails relatifs à la voûte crânienne et à sa perforation.

Je rappellerai tout d'abord que les deux frontaux, encore distincts, sont très raccourcis (courbe fr. tot. 19 millimètres) et surbaissés à un tel point, que la selle turcique déborde quelque peu au-dessus et en arrière de leur bord coronal. Les pariétaux, réduits à deux lames minces (longueur 30 millimètres, largeur 22 millimètres), irrégulièrement quadrangulaires, laissent entre eux l'intervalle considérable dont je viens de donner la mesure. L'occipital, enfin, où l'écaille supérieure n'est plus représentée que par un bord épais, replié en arc de cercle derrière le pédicule de la tumeur cérébrale, couvre l'orifice anormal, en laissant un vide de 8 millimètres entre la face interne de son écaille et la portion basilaire. C'est par là que le cervelet et le bulbe, demeurés entièrement en place, communiquaient avec les lobes cérébraux, pendant que les deux lacunes symétriquement ouvertes des deux côtés de la selle turcique laissaient passer deux prolongements, épais d'un peu moins d'un centimètre et larges de 17 à 18 millimètres, qui s'étalaient sous les pariétaux et les frontaux.

La podencéphalie est ainsi bien caractérisée, et comme l'ouverture anormale correspond à *toute l'étendue des sutures sagittales* des pariétaux, je propose de désigner cette première variété sous le nom de *podencéphalie sagittale* [2].

---

[1] *Philosophie anatomique*, t. II, p. 451-452.

[2] La collection d'anatomie comparée du Muséum possède un autre crâne de podencéphale sagittal qui ne différerait de celui de Gall que par ses dimensions un peu réduites, s'il n'était pas en même temps atteint de fissure palatine complète, avec gueule de loup. Le crâne de ce deuxième sujet mesure de la racine du nez à la nuque 48 millimètres, comme celui de Gall ; mais il n'atteint d'un temporal à l'autre que 58 millimètres, tandis que celui de Gall en atteignait 70. L'orifice exencéphalique est plus arrondi ; il a 22 millimètres d'avant en arrière et 27 millimètres en travers. On peut voir un troisième exemple de cette variété dans la remarquable collection du Musée Dupuytren (*Térat.* n° 73). C'est une pièce, malheureusement mutilée, qui vient de Blandin. L'orifice exencéphalique a 24 sur 32 millimètres ; les pariétaux y sont surtout réduits, de façon à n'être plus que des lamelles antéro-postérieures irrégulières, de 3 millimètres de largeur et de 15 millimètres de longueur environ.

Le sujet de Serres, figuré et décrit par Étienne Geoffroy [1], diffère sensiblement du précédent. Le crâne est moins affaissé, la loge qui contenait les portions d'encéphale non déplacées est plus vaste, et l'orifice que traverse le pédicule qui supporte la tumeur exencéphalienne est de dimensions moindres.

Les écailles frontales mesurent près de 3 centimètres de la racine du nez au bregma, et les pariétaux entourent complètement l'orifice, qui ne dépasse guère 2 centimètres en largeur et 27 millimètres en longueur. Seulement il se présente ici une anomalie d'ossification extrêmement rare : le pariétal est formé de deux pièces osseuses et comprend, outre la lamelle quadrilatère analogue à celle du podencéphale de Gall, une autre petite lame attachée au frontal tout le long de sa suture coronale, et qu'Étienne Geoffroy-Saint Hilaire considérait comme un *interpariétal*.

Le pédicule caractéristique du podencéphale s'élevant ainsi dans la suture sagittale dilatée, en avant du point singulier nommé *obélion* par Broca, je propose de désigner cette seconde variété anatomique par le nom de *podencéphalie obéliale*.

Je réserve les noms de *lambdatique* et d'*épactale* pour deux variétés inédites que je vais maintenant décrire : je distinguerai, en terminant, comme *iniaque* une dernière forme, dont Malherbe, de Nantes, a méconnu la véritable place, en la classant parmi les cas de *notencéphalie* [2].

La *podencéphalie lambdatique* est caractérisée par un orifice correspondant au siège de la fontanelle postérieure (fig. 1). Le cerveau fait hernie par un trou à peu près circulaire, ouvert dans l'angle lambdatique des deux pariétaux. Une partie relativement moins importante de l'encéphale sort à travers cet orifice, et le crâne, un peu aplati seulement de haut en bas et d'avant en arrière, a une forme à peu près ovale.

J'ai observé deux exemples de cette variété de podencéphalie. Le premier (fig. 1) fait partie de la collection tératologique que j'ai offerte au Muséum. Le crâne mesure 77 centimètres de long, 50 de large et 54 de haut. La perforation à peu près circulaire (18 millim. sur 20) est ouverte dans les angles postérieurs et supérieurs des pariétaux et n'intéresse à aucun degré l'occipital.

Le second, que l'on peut étudier dans la collection de Breschet au Musée Dupuytren (*Térat.* n° 71), est, comme le précédent, un crâne d'enfant à terme, long de 83 millimètres, large de 70 millimètres, et son diamètre basilo-bregmatique est sensiblement moindre (40 millim.). La perforation ovoïde, à peu près régulière (81 millim. de long sur 26 millim. de large),

---

[1] Cf. *Mém. du Muséum*, t. VII, p. 97, et pl. IV, fig. 1 et 2, et *Philosoph. anatomiq.*, t. II, p. 453-454, et pl. XII, fig. 1 et 2.

[2] Malherbe, *Observation de notencéphalie* (*Journ. de la Section médicale de la Soc. académique*, t. XVI, p. 11 et suiv. Nantes. 1839)

est ouverte *au milieu du lambda* et empiète, cette fois, à peu près également d'une part sur l'occipital et de l'autre sur les pariétaux normalement articulés en avant de cette ouverture, sur une longueur de 24 millimètres.

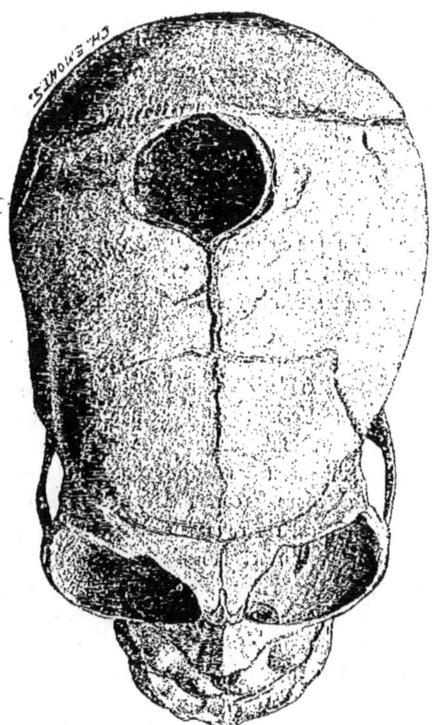

Fig. 1. — Podencéphalie lambdatique.

Le crâne qui représente, dans ma classification, la *podencéphalie épactale* (fig. 2) et qui m'a été donné jadis par feu Giraldès, est à la fois plus triangulaire et plus déprimé, et ses trois diamètres sont 69, 73 et 45. L'ouverture, par laquelle une petite partie des hémisphères avait fait issue au dehors, est ovale en travers et mesure 30 millimètres de largeur et 18 millimètres de hauteur. C'est aux dépens de l'épactal qu'elle s'est produite cette fois ; la moitié droite de cette portion de l'écaille occipitale a presque entièrement disparu.

La *podencéphalie iniaque* a son siège un peu plus bas. Il y a juste la même différence entre cette variété et l'épactale qu'entre la variété obéliale et la sagittale. L'orifice par lequel l'encéphale s'est en partie échappé de la cavité crânienne est ouvert *au centre de l'écaille occipitale*, au niveau de l'*inion*, et un cercle osseux, formé des diverses pièces qui composent normalement l'écaille, parfaitement soudées d'ailleurs, encadre le pédicule cérébral. L'ouverture, de forme ovale, atteint 21 millimètres dans son diamètre vertical et 14 millimètres transversalement ; elle est bordée par un épaississement en forme de bourrelet.

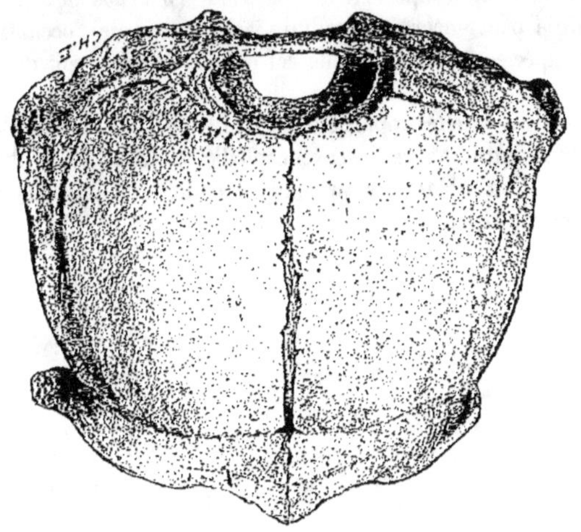

Fig. 2. — Podencéphalie épactale.

La cavité crânienne n'offre guère, dit Malherbe, que le sixième de la capacité normale. Les fosses antérieures et moyennes de la base sont beaucoup plus rétrécies que les postérieures. La cavité est aplatie, comme chez les sujets précédents, et la face est fort oblique[1].

J'ai déjà dit que Malherbe avait classé à tort la tête ainsi décrite au chapitre de la *notencéphalie*. Il reconnaissait pourtant que, chez le sujet de Geoffroy-Saint Hilaire, type du véritable *podencéphale*, l'écaille occipitale ne forme qu'un arc de cercle plus ou moins étendu au-dessus de la tumeur, « le reste de la circonférence étant constitué par l'arc postérieur de l'atlas ».

Dans l'observation de Malherbe, comme dans toutes celles qui précèdent, il y a une hernie cérébrale, il y a un pédicule reliant la partie herniée au reste de l'encéphale ; il y a donc *podencéphalie,* et comme l'orifice de sortie

---

[1] La colonne vertébrale est normalement conformée, sauf une tumeur de la grosseur d'une aveline sortie de sa coque, que l'on voit faire saillie au-dessous de la septième cervicale.

correspond, cette fois, à l'inion des anthropologistes, je propose de distinguer cette cinquième et dernière variété sous le nom de *podencéphalie iniaque*.

En résumé, la hernie exencéphalique pédiculée peut se localiser de *cinq* manières différentes : ou bien, en effet, elle se produit aux dépens de la suture sagittale tout entière (*p. sagittale*) ou seulement d'une partie de cette suture, limitée en avant par l'obélion (*p. obéliale*), ou bien elle est localisée dans l'angle supérieur et postérieur (*p. lambdatique*).

La hernie peut encore se produire aux dépens de l'occipital, soit de la partie supérieure de l'écaille de cet os (*p. épactale*), soit de son centre (*p. iniaque*).

Ces dernières variétés appartiennent d'ailleurs à une période plus avancée de l'évolution intra-utérine, et l'exencéphalie, se manifestant plus tard, ne produit plus de troubles aussi profonds dans le développement général du squelette crânio-facial.

Imprimerie nationale. — Novembre 1901.